COMECE SEU DIA COM CARA FELIZ

By

Arslan akhtar

I0758163

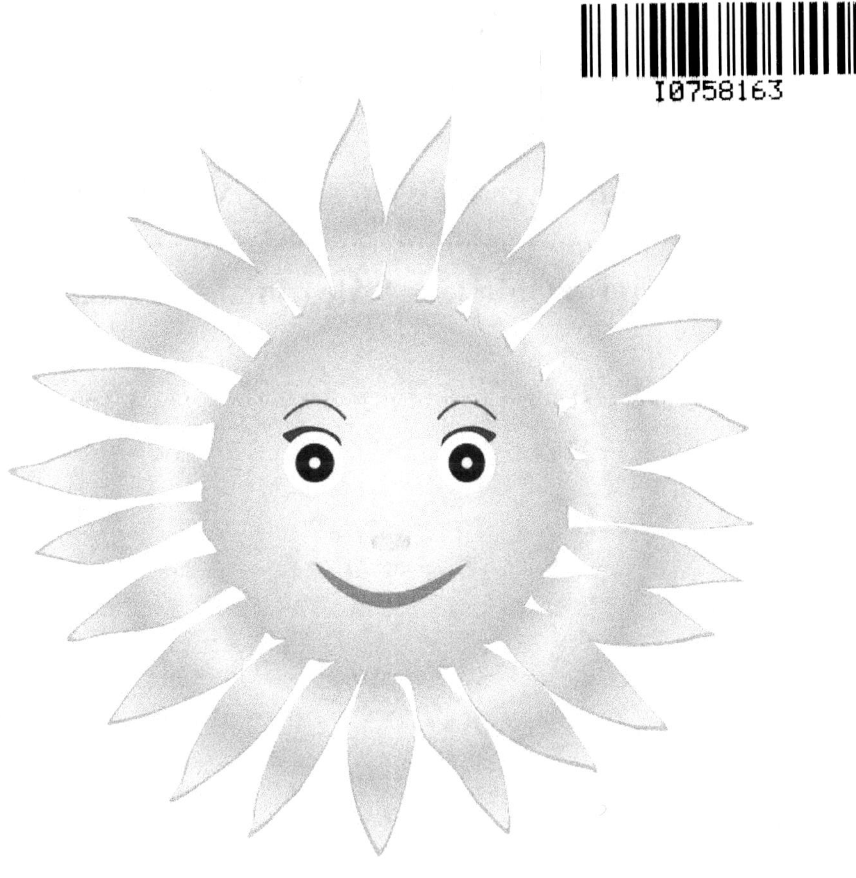

Conteúdo

Apresentação

Aqui e ali fazemos arranjos emocionais que deveriam trazer alegria para nossas vidas, seja uma escapadinha, formatura ou casamento.

De qualquer forma, podemos contar com os prazeres básicos da vida para nos dar uma euforia constante. No momento em que apreciamos e participamos das coisas simples, o apreço que sentimos também se estende a diferentes regiões. Aqui estão algumas das delícias simples que realmente merecem tentar experimentar com frequência.

Grama recém-cortada

A grama recém-cortada é charmosa por toda parte. O cheiro e a sensação sob seus pés descobertos são novos e animam as faculdades. Tente encontrar isso basicamente algumas vezes por ano, conforme as condições climáticas permitirem.

Dar e receber sorrisos

Que método superior para encontrar uma alegria básica para nada? Dê sorrisos não apenas para seus amigos, mas, além de forasteiros arbitrários, você passa pela cidade.
Você ficará surpreso com a sensação de ver primeiro o choque dos outros e, consequentemente, o próprio sorriso deles.

A corrida da endorfina após o treino

No momento em que você resolver de uma maneira difícil, receberá uma corrida de endorfina como prêmio. Essas substâncias sintéticas regulares e quentes garantem a iluminação do seu dia. Organize-se na primeira parte do dia para usar essa pressa de endorfina para ajudá-lo a ser especialmente útil durante o resto do dia.

Participando de sua comida número um

Independentemente de sua comida número um não ser particularmente boa, permita-se comê-la ocasionalmente. A sensação de sua comida tão apreciada lhe dará um pequeno aumento de alegria. Estudos têm mostrado que supondo que você evite um alimento específico por um período de tempo específico, será muito mais agradável na próxima vez que você tentar, então use este truque para fazer seu primeiro jantar ter um sabor muito melhor do que o normal.

Caneca quente de café expresso ou chá

Alguns de nós pagamos o nosso café

expresso ou chá diário. Em todo caso, quando é uma propensão cotidiana, pode dar muito prazer. Ao provar sua bebida de decisão, encontre a oportunidade de participar de cada pedaço.

Fazendo mensageiros sagrados da neve

Isso não é apenas para os jovens. Vista algumas roupas confortáveis e essencialmente caia na neve. Ter uma visão sem sentido sobre isso não vai demolir a experiência, simplesmente abrace a sensação de diversão sem culpa que a criação de mensageiros sagrados da neve pode trazer.

Rindo silenciosamente até danificar

Rir é como um remédio. Todo mundo deveria ter a chance de rir até doer pelo menos uma vez por dia. Seja com um companheiro que poderia compor uma sátira, ou assistindo a um filme decente, tenha alguma margem para rir de sua pressão.

Fazendo uma massagem nas costas

Se você nunca fez uma massagem nas costas, confira. Esta hora de total relaxamento fará com que suas dificuldades pareçam estar se dissolvendo incessantemente. Numerosas pessoas são ainda qualificadas para amassos por meio de benefícios trabalhistas.

Passeando na chuva

Passear no aguaceiro é uma das alegrias surpreendentes da vida. Vista-se bem e saia de casa, independentemente de um guarda-chuva. Permita que a chuva caia sobre seu rosto enquanto você caminha e certifique-se de pular em pelo menos uma poça só porque sim.

Tolices caras são perfeitas, mas podem ser difíceis de encontrar. Em vez de ficar esperando sua próxima escapada, aproveite uma dessas delícias simples. Ao descobrir como ver o valor nos detalhes facilmente esquecidos bem perto de você, você encontrará uma satisfação extraordinária todos os dias.

CAPÍTULO 1:

Você realmente quer dinheiro para ser conteúdo?

Como diz o ditado, "dinheiro não compra alegria". Ou pode? Ter uma quantidade adequada de dinheiro certamente pode reduzir a pressão, mas ter uma abundância dele não o deixará mais feliz do que qualquer outra pessoa.

Resumindo, o dinheiro em algum momento pode comprar alegria para você ou não? A seguir, algumas considerações a serem feitas sobre o assunto.

O dinheiro pode comprar para você uma medida restrita de satisfação

Estudos mostraram que, de fato, ter dinheiro suficiente para resolver seus problemas e os de sua família traz alegria. Os indivíduos que vivem na miséria são, em geral, menos felizes do que aqueles cujas necessidades são atendidas. Ter a opção de cuidar de suas contas e chegar ao ponto de se espremer financeiramente o ajudará a prevalecer no que diz respeito a se sentir feliz.

Dinheiro em excesso não se aproxima da alegria da abundância

Ter mais dinheiro do que você realmente deseja, seja como for, não lhe dará mais alegria. Dinheiro e alegria não são relativos. Alguém com dinheiro suficiente para comprar uma casa enorme e alguns carros não terá mais garantia de satisfação do que outra pessoa com exatamente o que precisa.

O dinheiro traz estresse próprio

Há uma pressão que acompanha ter dinheiro. Quer você tenha pouco ou muito, provavelmente tem alguma familiaridade com essa pressão. Existe a pressão de perceber que você deseja gastar o que tem de maneira admirável, bem como a maneira como indivíduos com processos de pensamento ocultos são atraídos por pessoas financeiramente ricas.

Não sobre o que entra, mas sobre o que sai

Não é exatamente quanto dinheiro você ganha que garante sua satisfação, mas sobre o que você está gastando e para onde está indo no plano de saída. Existem alguns padrões para o uso de dinheiro que podem ajudá-lo a se sentir mais realizado. Onde você coloca seu dinheiro e quem o recebe pode ter um efeito sobre se você adquiriu algo por tê-lo.

Gaste em encontros, não em

coisas

Comprar mais coisas não é demonstrado para satisfazer um indivíduo. Embora colocar recursos em coisas que durem pareça ser uma jogada inteligente, concentra-se em mostrar que sempre nos conformaremos com o que recebermos. Ter essas coisas não continua dando alegria ilimitada.

Estamos fadados a ter felicidade de longo prazo quando o dinheiro é gasto em encontros que nos darão lembranças duradouras. Quer isso signifique viajar sozinho ou com sua família, ou reservar um tempo para fazer algo divertido de vez em quando ... certifique-se de fazer encontros em vez de comprar algo que simplesmente desaparecerá com o tempo.

Parte com isso

Dar é possivelmente a coisa mais

gratificante que você pode fazer com seu dinheiro. Seja para uma causa nobre ou um companheiro sem sorte, descubra como retribuir e ofereça o que você tem. Este é um método de gasto que trará prêmios individuais de longo prazo.

A resposta curta é não; você não precisa se preocupar com dinheiro para se contentar. O dinheiro pode ser útil, no entanto, para evitar a pressão que pode diminuir a alegria que você tem. Não importa quanto dinheiro você tenha, use essas dicas para ajudá-lo a alcançar o grau de alegria que deseja e continue com uma existência diária repleta de felicidade.

CAPÍTULO 2:

Tente não transpirar o pouco

Todos nós já ouvimos que não devemos transpirar as pequenas coisas. Permitir-se ficar preocupado com os detalhes aparentemente insignificantes da vida é uma das melhores maneiras de trazer dor supérflua para o caminho da vida.

Podemos evitar uma tonelada de sentimentos pessimistas e até mesmo condições médicas, basicamente aprendendo a não permitir que os detalhes facilmente esquecidos cheguem até nós.

Centro em torno da perspectiva superior

Quando algo pequeno acontece que faz você precisar ferver, compare a importância do segundo com tanta distração girando em torno de sua própria vida e em seu ambiente geral. Você pode ter derramado seu bolo no chão uma hora antes de seus visitantes aparecerem. Seus amigos realmente vão amá-lo e comê-lo à noite, independentemente de você ter um bolo recém-aquecido para eles? Desde que isso seja verdade, talvez você deva investir seu esforço em algum lugar diferente de se castigar por essa pequena confusão.

Lembre-se de que nós, como um todo, cometemos erros

Quando algo pequeno tomar medidas para aniquilar sua mentalidade e perspectiva edificante, reflita sobre o fato de que ninguém é perfeito. Seja você ou outra pessoa que criou a circunstância que parece um acidente de trem, lembre-se de que os deslizes são uma parte típica da vida que acontece com todos. Tente não permitir que um segundo terrível o domine.

Desculpe os outros

Pode muito bem ser difícil desculpar outra pessoa quando parece que ela lhe trouxe trabalho e estresse adicionais. No momento em que alguém bate de costas em seu veículo, você pode ser tentado a atacá-lo verbalmente. De qualquer forma, faça uma pausa e pense em como seria estar na situação deles. Tente não agir e sentir que nunca cometeu um erro, mas escolha a compaixão.

Desculpe-se

Perdoar os outros pode ser uma questão simples, em contraste com desculpar-nos a nós mesmos. Há muitos minutos em que nos tratamos pior do que jamais poderíamos permitir que um companheiro nos tratasse.

No momento em que você está lutando

para se desculpar, pense em como você lidaria com uma confusão comparativa feita por um velho amigo. Faça uma pausa e pense antes de se assediar e pense em procurar ajuda profissional se não conseguir parar uma fonte de pensamentos negativos sempre que errar o alvo em relação à perfeição.

Informe-se se isso fará diferença na década

Nós, como um todo, temos problemas e, na maioria das vezes, qualquer problema parece ser enorme. No entanto, o insight geralmente não é a realidade e, em última análise, depende de nós colocar o que está acontecendo em um ponto de vista para que possamos gerenciar adequadamente o que vier em nossa direção.

Quando algo negativo ocorrer em sua vida, pergunte se isso fará diferença na década. Na chance de que isso não aconteça, deixe-o ir. Supondo que alguém lhe dê o dedo do meio no impasse da hora do rush, você pode ser seduzido a enlouquecer, mas não vale a pena o esforço. Guarde seus sentimentos para coisas que mudam a realidade e merecem seu foco total.

Quando algo dá errado, você tem duas opções. Você pode entrar em fúria ou deixá-la ir. Seguir a decisão de não transpirar nas pequenas coisas dará sua alegria inovadora e você apreciará sua própria mudança de contexto.

CAPÍTULO 3:

Quão feliz você diria que é?

- Perguntas para fazer a si mesmo

Um desejo de estar contente é algo que quase todo mundo compartilha praticamente falando. Em qualquer caso, geralmente é difícil criar felicidade, nem concluir se você está alegre quando acredita que deveria estar nessa perspectiva específica.

Cada vida terá altos e baixos, portanto, é útil se tivermos um teste para decidir se alcançamos a felicidade.

Eu desperto empolgado para o dia?

Esta é uma indicação sobre sua satisfação interior. Você se levanta todas as manhãs preparado para enfrentar o dia ou se sente inquieto e infeliz? É difícil ficar contente se você está indo todas as manhãs de maneira negativa.

Prevejo minha ocupação fundamental?

Esteja você trabalhando, indo para a aula ou realizando algo diferente ... você deve sentir uma sensação de expectativa ao pensar em estar lá. Há certas coisas que devemos fazer, como pagar o aluguel, então sua escolha de trabalhar pode não ser uma escolha. Você, seja como for, tem uma escolha com relação ao local de trabalho. No caso de você poder passar sem ele, transforme-o.

Eu participo de pessoas com as quais invisto grande parte da minha energia?

As pessoas com quem você investe a maior parte de sua energia são aquelas que terão o melhor impacto sobre você. Supondo que eles sejam loucos, dissuadidores e precisem de inspiração, é provável que você, no final, se transforme em um tipo semelhante de indivíduo. Se seus companheiros não forem inspiradores, encontre novos. Invista sua energia extra com as pessoas que tornarão sua vida mais eufórica e o ajudarão a fazer lembranças positivas que trarão alegria a longo prazo.

Eu gosto de quem eu sou?

Uma parte crítica da alegria é preferir e valorizar a si mesmo pelo que é sua identidade. Caso não o faça, você precisa descobrir o porquê. Implemente melhorias vitais e depois decida se valorizar, apesar de seus defeitos.

Eu temo ou antecipo meu futuro?

A alegria incorpora ter uma visão segura e segura do seu futuro. Vivemos tempos difíceis, mas isso não significa que tenhamos que viver sempre com medo. Desenvolva sua confiança de pequenas maneiras e pense em orientar caso sinta mais do que uma pressão periódica ao refletir sobre o futuro que está por vir.

Eu percebo a razão da minha vida?

Todo mundo tem uma razão de existência diária. Há algo em você que faz de você um novo presente para o mundo. Se você ainda não descobriu isso sobre si mesmo, sua confiança permanecerá, assim como sua alegria. Existem inúmeras pesquisas e livros dedicados a encontrar a razão de sua vida.

Considere a gestão do dinheiro a sua chance de saber mais e descobrir o que faz você se sentir mais satisfeito no dia a dia.

Ser feliz definitivamente não é um

desejo inútil. É essencial saber como você está conectado e como se contentar consigo mesmo e com sua vida. Fazendo a si mesmo essas perguntas e depois parando por um minuto para refletir sobre suas respostas, você estará no caminho certo para uma existência de alegria genuína.

CAPÍTULO 4:

A conexão entre comida e satisfação

Você tinha alguma ideia de que a comida pode influenciar significativamente o seu estado de espírito, para melhor ou de forma negativa?

No que diz respeito à satisfação e a cada área da sua vida, a comida tem a capacidade de ferir ou curar. Ao descobrir quais variedades de alimentos escolher e evitar, você realmente deseja ajudar seu corpo e sua mente e abraçar a felicidade.

Fontes de alimentos para elevar a alegria

Então você precisa utilizar o que a força vital da Terra traz para a mesa para ajudar sua mentalidade? Comece a procurar variedades de alimentos com alto teor de gorduras sólidas. Nossos cérebros dependem dessas gorduras, como gorduras insaturadas ômega-3, e eles fazem reflexões para melhorar a mentalidade e desenvolver ainda mais a felicidade, permitindo que as células nervosas se comuniquem com mais eficácia.

Nozes, sementes de abóbora e óleo de peixe são uma ótima maneira de consumi-los. As gorduras insaturadas ômega-3 demonstraram ser essencialmente tão eficazes quanto os medicamentos estimulantes normais no que diz respeito ao sofrimento.

As bagas são mais uma excelente forma de ajudar a sua alegria. Eles contêm antocianinas, que são úteis para o cérebro, pois suportam sua capacidade. Laranjas, pimentas cruas e kiwi são ricos em ácido L-ascórbico, que combate a pressão. Verduras mistas apóiam sua admissão corrosiva fólica e, surpreendentemente, o chocolate escuro é conhecido por ser um intensificador do estado de espírito positivo. Bananas e tâmaras são fontes alimentares facilmente encontradas que são conhecidas por influenciar os níveis de serotonina enfaticamente.

Seu estado de espírito e capacidade mental também são muito afetados pela ressecamento, portanto, certifique-se de manter-se sempre hidratado, retirando bastante água.

Variedades de alimentos que fazem o seu prazer

O açúcar é o principal alimento para evitar pensar que você deseja se contentar. O açúcar prepara você para uma inundação rápida e enganosa de energia quando você sente a corrida do açúcar, que é seguida por um acidente. O açúcar também pode prejudicar seu sistema nervoso e causar desânimo.

O café expresso é conhecido por causar desconforto, o que também o privará da euforia. O trigo impede que a serotonina seja criada, consequentemente aumentando a tristeza. A bebida alcoólica está associada à irritabilidade e, embora algumas pessoas se sintam brevemente eufóricas após consumi-la, a inclinação geralmente se transforma em cinismo.

Aprimoramentos a considerar

O ácido L-ascórbico demonstrou diminuir o cortisol, que é a substância química que causa pressão. Exceto se você estiver obtendo uma quantidade significativa desse nutriente de sua rotina alimentar, um aprimoramento diário é inteligente.

Como a falta de ácido fólico está associada ao desânimo, você deve pensar em tomar um suplemento. Gorduras insaturadas ômega-3 e vitamina B12 também são úteis para um estado de espírito característico. Suplementos que irão ajudá-lo a controlar desejos indesejados incluem vitaminas do complexo B, Co-Chemical Q10 e resveratrol.

Como a comida afeta seu temperamento, você deve, com toda a seriedade, usá-la em sua capacidade máxima. Em vez de simplesmente escolher seu jantar com base no que você deseja agora, transforme seu prato em uma arma forte que combaterá a melancolia e a tensão, e fabricará e acompanhará sua alegria.

Você merece a oportunidade de sentir felicidade e, alterando seus padrões alimentares, pode mudar completamente a si mesmo para melhorar as coisas. Escolha seu estado de espírito escolhendo sua comida e veja a diferença que isso faz.

CAPÍTULO 5:

Sete mantras para construir sua alegria

Existem inúmeras maneiras de expandir sua alegria e algumas maneiras que não exigem muita prontidão ou esforço.

Nossas palavras têm poder e, repetindo mantras para si mesmo ao longo do dia, você descobrirá que sentir-se alegre começa a funcionar facilmente para você. A seguir estão sete mantras que, quando repetidos com frequência, podem transformá-lo.

eu sou surpreendente

Essas três palavras podem ajudar a evitar que você caia em uma crise de auto-aversão. Muitas pessoas não os respeitam e não se lembram de que são lindos, lindos e únicos. Repita esse mantra com frequência para que as palavras cheguem até você quando você mais as deseja.

Eu sou grato

A gratidão é um método certo para adquirir bem-aventurança. No momento em que você é grato, você está realmente tentando se ajudar a lembrar das coisas benéficas do seu dia a dia. Assim, essa perspectiva edificante atrai coisas muito mais benéficas.

Eu me amo consistentemente

Uma das ilustrações mais significativas da vida é nos valorizarmos. Se você sente que não chegou exatamente a um ponto de auto-estima e respeito completos, repita essas palavras até que o faça. Vamos assumi-los quando você estiver satisfeito consigo mesmo, assim como quando estiver irado e frustrado consigo mesmo.

Eu sou um ímã para coisas benéficas

Aceitar que coisas benéficas e circunstâncias positivas estão indo em sua direção realmente os ajudará a fazer isso. Considerar-se um ímã para tudo o que é surpreendente atrairá essas coisas para você. Seu destemor e sua alma positiva atraem o que eles colocam, e você verá sua vida melhorar ao repetir esse mantra com frequência.

Eu atraio pessoas sólidas para minha vida

De fato, mesmo nas melhores condições, alguns indivíduos inaceitáveis nos impedirão de ir até o fim. Faça círculos que são confiantes e positivos da mesma forma que você. Fique longe do show e repita esse mantra para si mesmo quando for atraído para ser sugado pela energia negativa de alguém.

Posso fazer qualquer coisa em que coloco minha energia

Colocar o estoque em si mesmo e acreditar no que você pode realizar irá beneficiá-lo. No momento em que você perceber que pode fazer qualquer coisa em que colocar sua energia, você rastreará a felicidade ilimitada nessa informação. Expresse essas palavras quando estiver lutando para mudar o que está acontecendo e perceba que você tem o poder necessário para fazer isso.

eu tenho um motivo

Independentemente de quanto dinheiro uma pessoa ganha ou da quantia que consegue, a vida parecerá inconseqüente e vazia sem um senso de direção. Existem muitos livros escritos sobre o assunto que podem ajudá-lo a organizar sua vida e descobrir qual é sua intenção específica.

Reflita sobre as coisas que você ama e pelas quais se sente atraído, e o que lhe proporciona sua sensação de realização mais notável. Você traz algo excepcionalmente grande para a mesa do mundo, e esse mantra ajuda você a se lembrar dessa realidade.

Nossas palavras têm muita força e os mantras são um método incrível para nos mostrar o caminho para a satisfação. No momento em que você usar suas palavras para trazer coisas positivas para sua vida, você encontrará alegria. Refaça esses mantras e descubra que diferença eles farão para você.

CAPÍTULO 6:

Caráter e Alegria

Aparentemente, certos indivíduos são apenas mais alegres do que outros. Nem sempre os indivíduos têm vidas simples, da mesma forma. As pessoas que são bem-aventuradas parecem ter fatores específicos que o outro singular precisa.

Uma variável inequívoca é o tipo de personagem. Como isso pode contribuir para a questão da alegria individual? A seguir, um resumo das qualidades de caráter e o que elas significam para sua sensação de prosperidade.

Compulsividade

Aqueles tipos de caráter que se inclinam para a compulsão correspondente a si mesmos, assim como às outras pessoas, tendem a ser menos alegres do que os indivíduos que toleram mais resultados diferentes. Embora um defensor consiga se divertir bem feito, será limitado por causa de seus holofotes próximos na próxima tarefa enorme.

No momento em que você descobrir como participar do processo, em vez de se prender a uma série de regras rígidas, sua alegria aumentará.

sonhando

Os visionários, na maioria das vezes, serão felizes. Apesar do fato de que os visionários podem frequentemente se inclinar para a demora, o que traz pressão, sempre há algo com que sonhar novamente depois que a pressão passa.

Se não formos concebidos dessa maneira normalmente, podemos obter algum conhecimento significativo de visionários enquanto buscamos alegria na vida cotidiana. Contemple o que você deseja profundamente e invista um pouco de energia todos os dias participando da possibilidade disso mesmo, e você verá o prazer que pode ser rastreado nesta atividade direta.

Associação

Indivíduos cujos personagens tendem a ser coordenados têm muito a seu favor, mas é possível ter uma overdose de algo que de outra forma é bom mesmo por aqui.

O significado está no equilíbrio. Seja muito centrado na associação e você perderá as pequenas sutilezas que deveriam ser apreciadas no caminho final. Por ser muito complicado, então, novamente, você encontrará a insatisfação de si mesmo, assim como de outras pessoas, quando as coisas não saírem como o esperado.

Encontre um compromisso justo e decida se resolver apenas o suficiente para fazer as coisas funcionarem de maneira mais eficaz.

Energia

A energia é um atributo de caráter que influencia totalmente a própria satisfação. Certos indivíduos são trazidos ao mundo com propensão a essa qualidade, enquanto outros precisam se esforçar para não viver no cinismo.

Independentemente do lado para o qual você se incline normalmente, busque decisões que o façam responder de maneira positiva e que construam sua confiança durante o tempo que passar na vida. Você descobrirá que a satisfação chega até você normalmente quando permite que sua energia mude de negativa para positiva.

Viver na época

Você pode ser uma pessoa extrovertida

ou solitária, mas seja o que for, você pode decidir viver no momento. Nós apenas continuamos com nossa vida por um tempo, e encontrar satisfação envolve estar totalmente presente em cada etapa da jornada.

Algumas pessoas consideram isso mais simples de fazer e outras precisam realmente tentar. Qualquer que seja sua propensão regular, tome a decisão de fazer tudo com seriedade, para que você não se arrependa de nada e possa encontrar uma profunda satisfação.

Não podemos mudar nossos personagens, mas podemos ganhar uns com os outros. Indivíduos com vários caracteres e qualidades de caráter têm uma tendência característica tanto para a bem-aventurança quanto para longe dela. Pegue o caráter que lhe foi dado e depois direcione sua energia para levar uma vida alegre da maneira mais eficaz possível.

CAPÍTULO 7:

Por que viver no tempo te deixa mais alegre

Todos nós sabemos que viver no passado pode arrastar uma pessoa para baixo, mas por quê? Além disso, o que se pode dizer sobre viver daqui em diante?

Queremos equilíbrio, mas viver no momento é algo que devemos nos concentrar em assumir que teremos uma existência alegre. Viver na época demonstrou ser a maneira mais eficaz de se tornar e permanecer feliz. Aqui está a razão.

Não Podemos Mudar o Passado

Quase todos nós lamentamos algo de antes, mas não há como transformá-lo. Em vez de desperdiçar nossos minutos e energia em luto por circunstâncias que são uma memória distante e, neste ponto, não estamos com disposição para transformar, podemos utilizar a energia para melhorar o que está acontecendo. Obtenha o seu melhor de uma época anterior e depois continue.

Não podemos prever o que está no horizonte

Tente não se estressar com o futuro, pois você não pode prever o que ele trará. Você pode planejar parcialmente, e ser infeliz com o que o amanhã reserva apenas atingirá o estresse que aumentará o bem-estar e os problemas mentais.

Viva o momento e decida fazer do presente a sua concentração. Em vez de temer as repercussões que suas decisões trarão para o seu futuro, faça escolhas à luz do que é bom em sua vida agora e agora. Isso diminuirá as inclinações para a tristeza e o pavor.

Ele capacita você a estar disponível

No momento em que contemplamos o passado ou o futuro do que o presente, flutuamos com base na decência comum diante de nossos olhos. Talvez seu presente inclua um projeto de trabalho que exija seu foco e energia indivisos. Talvez seu presente inclua crianças com nariz escorrendo que precisam de almoço na mesa.

No momento em que você abraçar completamente o seu presente, você aproveitará mais a existência que tem. Você pode finalmente parar de minar sua euforia atual com medo do que pode vir imediatamente, ou a culpa de escolhas que já são anteriores.

Seja grato pelas aparições diante de você agora e pelas valiosas portas abertas que estão batendo em sua entrada no momento. Os minutos que você aprender a amar irão atualizar seu futuro com as lembranças calorosas que você transmitirá lá, e você não se arrependerá de nada pelo centro perdido.

Ter um ponto de vista decente

Significa muito abraçar as circunstâncias atuais. Ter um centro de feiras também é significativo. No momento em que você contemplar o futuro, faça os arranjos necessários para que você participe desse tempo mais tarde, alegando que em algum momento o futuro será "na hora". Não desconsidere sua antecipação do futuro, mas não permita que ele consuma sua vida de maneira infeliz. O equilíbrio é fundamental, e vai te ajudar a não se sentir pressionado pelo excesso de holofotes em uma região.

Viver na época é possivelmente a melhor coisa que você pode realizar para si mesmo. A alegria é alcançada quando decidimos residir e apreciar onde estamos neste momento, em vez de ansiar por algum outro cenário geral. Ao usar o tempo e a existência que lhe são dados com muito presente, você conhecerá a satisfação genuína.

CAPÍTULO 8:

Produtos Químicos e Alegria

Produtos químicos... eles, sem dúvida, não recebem muita atenção de vez em quando. Como eles precisariam gerenciar a satisfação?

Na verdade, os produtos químicos assumem um papel importante nessa tendência, e estamos ansiosos para descobrir quais fatores eles desempenham por aqui e como podemos nos beneficiar deles.

Como funcionam os produtos químicos

Os produtos químicos são mensageiros sintéticos extraordinários que controlam a grande maioria dos ciclos do corpo. Os órgãos endócrinos fazem esses mensageiros extraordinários e nosso corpo depende deles para funcionar adequadamente.

A forma como tratamos nossos corpos e as substâncias com as quais nos cercamos tem um efeito sobre como esses produtos químicos podem nos ajudar. Ao perceber o que eles fazem e como podemos ajudá-los a cuidar de seus negócios, estaremos mais próximos de nosso objetivo de satisfação.

Quais produtos químicos estão conectados com a satisfação?

Existem alguns produtos químicos que podem apoiar a satisfação de alguém. O principal inclui serotonina, oxitocina e dopamina.

A serotonina tornou-se muito notável ultimamente. É uma sinapse, que leva mensagens começando com uma parte do cérebro e depois para a próxima. A serotonina é vital para prevenir a melancolia e outros comportamentos disfuncionais, e os problemas acontecem quando você tem falta desse produto químico ou quando não consegue cuidar de seus negócios.

A oxitocina é conhecida como a "química da adoração" e tem vários cargos, que incluem ajudar as pessoas a trabalhar em suas habilidades interativas e limitar a apreensão.

A dopamina é outra sinapse e é acionada quando ocorre uma situação positiva e surpreendente - razão pela qual é conhecida por seu trabalho em ajudar a mente a aprender sobre remunerações.

Maneiras normais de ajustar seus produtos químicos

Os produtos químicos precisam manter um equilíbrio fino para permitir que você trabalhe em níveis ideais. Uma quantidade excessiva ou excessiva de qualquer produto químico causará problemas de bem-estar a curto e longo prazo. Como nossa satisfação depende disso, somos astutos em fazer um grande esforço para encontrar um bom arranjo para cada uma das substâncias químicas em nosso corpo, para estabelecer um clima que ajude a nos sentirmos melhor.

Uma maneira significativa de manter seus produtos químicos em bom equilíbrio e necessidade de trabalho é descansar o suficiente todas as noites, exercitar-se regularmente e eliminar os venenos do seu dia-a-dia. Limite a pressão em sua vida, tanto quanto possível, e fique longe de pílulas de prevenção de concepção, se possível.

Variedades de alimentos para ajustar seus produtos químicos

A alimentação assume uma parte significativa ainda a ser determinada de produtos químicos. Existem muitas fontes de alimentos que você deve tentar comer de forma consistente, e muitas das quais você deve se esforçar para evitar.

Fontes alimentares e suplementos que ajudam seu corpo a ajustar os produtos químicos e mantê-lo feliz incorporam gorduras saudáveis, por exemplo, aquelas encontradas no óleo de coco, abacate, nozes e salmão selvagem. A vitamina D é um aprimoramento significativo, assim como o magnésio. Uma quantidade adequada de proteínas limpas deve ser ingerida, assim como muitos vegetais.

Suas substâncias químicas assumem um papel fundamental em suas sensações de êxtase. Mantê-los ajustados e funcionando corretamente para você é importante para garantir sensações de saúde mental. Ao manter as regras acima, você realmente desejará ajustar seus produtos químicos e continuar com uma existência de bem-aventurança e satisfação.

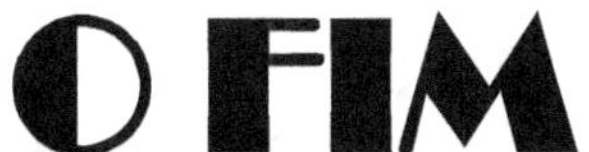

www.ingramcontent.com/pod-product-compliance
Lightning Source LLC
Chambersburg PA
CBHW070217260726
48658CB00006BA/2101

9 798854 284943